Temi ed eventi vascolari

AF062875

a cura di Marco Moia

Springer
Milano
Berlin
Heidelberg
New York
Hong Kong
London
Paris
Tokyo

I. Martinelli

Tromboembolismo venoso e gravidanza

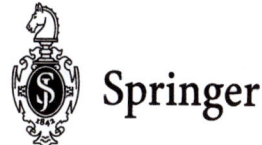

Springer

I. MARTINELLI
Centro di Emofilia e Trombosi
"Angelo Bianchi Bonomi"
Dipartimento di Medicina Interna
IRCCS Ospedale Maggiore Policlinico
Università degli Studi di Milano
Milano

Springer-Verlag Italia
una società del gruppo BertelsmannSpringer Science+Business Media GmbH

© Springer-Verlag Italia, Milano 2003

http://www.springer.it

ISBN 88-470-0232-X

Quest'opera è protetta dalla legge sul diritto d'autore. Tutti i diritti, in particolare quelli relativi alla traduzione, alla ristampa, all'utilizzo di illustrazioni e tabelle, alla citazione orale, alla trasmissione radiofonica o televisiva, alla registrazione su microfilm o in database, o alla riproduzione in qualsiasi altra forma (stampata o elettronica) rimangono riservati anche nel caso di utilizzo parziale. La riproduzione di quest'opera, anche se parziale, è ammessa solo ed esclusivamente nei limiti stabiliti dalla legge sul diritto d'autore, ed è soggetta all'autorizzazione dell'editore. La violazione delle norme comporta le sanzioni previste dalla legge.

L'utilizzo in questa pubblicazione di denominazioni generiche, nomi commerciali, marchi registrati, ecc. anche se non specificatamente identificati, non implica che tali denominazioni o marchi non siano protetti dalle relative leggi e regolamenti.
Responsabilità legale per i prodotti: l'editore non può garantire l'esattezza delle indicazioni sui dosaggi e l'impiego dei prodotti menzionati nella presente opera. Il lettore dovrà di volta in volta verificarne l'esattezza consultando la bibliografia di pertinenza.

Progetto copertina: Medicom, divisione di Springer-Verlag Italia, Milano
Impaginazione: Graphostudio, Milano
Stampato in Italia: Grafiche Erredue, Cirimido, Como

SPIN: 10957011

Prefazione

Il tema scelto per questo secondo volume della collana dedicata al tromboembolismo venoso è la gravidanza. Per evitare allarmismi o erronee aspettative da parte del lettore, è bene dire subito che, fortunatamente, il rischio assoluto di complicanze tromboemboliche in gravidanza è modesto. Le indagini epidemiologiche indicano un'incidenza tra 0.5 e 3 casi ogni 1.000 donne, ma gli studi metodologicamente più accurati riportano stime ancora inferiori. Perché, dunque, occuparsi di un fenomeno raro? Innanzitutto perché il tromboembolismo venoso, benché raro, è oggi nei paesi industrializzati la prima causa di morte connessa alla gravidanza: un dato di fatto con il quale ogni medico deve confrontarsi. Inoltre, lo straordinario progresso nella conoscenza dei meccanismi biologici della trombosi (favorenti o protettivi), avvenuto negli ultimi anni, ha portato oggi a disporre di un elevato numero di indagini di laboratorio: dal dosaggio di proteine (come l'antitrombina, la proteina C, la proteina S), alla ricerca di anticorpi (anticoagulante lupico, antifosfolipidi), alla biologia molecolare (fattore V Leiden, mutazione della protrombina). Il medico di famiglia, ed anche lo specialista, vengono spesso messi in difficoltà nel porre correttamente l'indicazione a richiedere tali esami nella donna gravida. Ancor più problematico è il caso di dover interpretare i risultati di indagini richieste da altri colleghi o, non di rado, svolte autonomamente dalla paziente che "ha trovato su Internet" informazioni, magari dettagliate, ma spesso fuorvianti e terroristiche.

Non è possibile dare risposte semplici e definitive ad una materia complessa ed in continua evoluzione, ma è evidente la necessità di fare il punto della situazione. Il medico va aiutato a distinguere, nell'abbondante letteratura sull'argomento, tra le ipotesi sulla patogenesi del tromboembolismo (che indicano la via per ogni successivo studio, ma non servono immediatamente nella cura dei pazienti) ed i risultati degli studi controllati e, ove non disponibili, la motivata opinione dei maggiori esperti, che devono costituire la base del comportamento pratico nella richiesta di indagini e nell'uso di farmaci.

A mio giudizio il volume è destinato ad un pubblico medico assai composto: sia il ginecologo che l'internista, sia l'esperto di trombosi che lo studente e lo specializzando potranno trovare un aggiornato stato dell'arte sull'argomento, nel quale le numerose attuali controversie vengono evidenziate e discusse, mantenendo l'opportuna distinzione fra raccomandazioni basate su evidenze scientifiche, opinioni di esperti ed ipotesi di lavoro. Come il precedente sul tromboembolismo venoso nel paziente internistico, anche il presente volume conserva, per mandato dell'editore, requisiti di concisione e semplicità di lettura che, tuttavia, non intaccano minimamente le rigorose basi scientifiche. Ida Martinelli ha svolto a mio parere un eccellente lavoro di sintesi, documentando le affermazioni e le indicazioni con una ricchissima bibliografia alla quale, come il lettore più attento potrà verificare, ha personalmente contribuito negli ultimi anni con pubblicazioni di rilievo.

Marco Moia

Indice

Prefazione	V
Introduzione	1
Epidemiologia del tromboembolismo venoso in gravidanza	2
L'emostasi in gravidanza.	3
Anomalie coagulatorie trombofiliche	6
Deficit delle proteine anticoagulanti naturali	6
Fattore V Leiden e resistenza alla proteina C attivata	8
Mutazione G20210A della protrombina	9
Trombofilia e tromboembolismo venoso in gravidanza	10
I deficit di antitrombina, proteina C e proteina S	10
Fattore V Leiden e protrombina G20210A.	11
Anticorpi anti-fosfolipidi	11
Trombofilia e complicanze ostetriche	14
Diagnosi di tromboembolismo venoso in gravidanza	20
Profilassi del tromboembolismo venoso in gravidanza	21
Profilassi delle complicanze ostetriche	24
Terapia del tromboembolismo venoso in gravidanza	26
Trattamento iniziale	26
Trattamento a lungo termine.	28
Conclusioni	30
Bibliografia	31

Introduzione

Il tromboembolismo venoso (TEV) è una malattia multifattoriale che insorge in associazione a condizioni genetiche o acquisite che comportano un'ipercoagulabilità del sangue e/o una stasi venosa [1]. I principali fattori di rischio genetici alla base del TEV sono i deficit delle proteine anticoagulanti naturali (antitrombina, proteina C, proteina S), e le mutazioni nei geni che codificano per il fattore V della coagulazione e per il fattore II o protrombina. Queste anomalie coagulatorie definiscono la trombofilia ereditaria. I fattori di rischio acquisiti per TEV includono i tumori, la presenza di anticorpi anti-fosfolipidi, l'immobilizzazione prolungata (apparecchi gessati, allettamento), gli interventi chirurgici e, nelle donne, l'uso di contraccettivi orali o della terapia ormonale sostitutiva e la gravidanza con il periodo del puerperio. L'uso di estroprogestinici e la gravidanza rendono le donne particolarmente suscettibili alla malattia, tant'è vero che il TEV rappresenta la prima causa di morte in gravidanza. Durante la gravidanza il rischio relativo di TEV aumenta di 5-10 volte. Dal momento che il TEV è una malattia multifattoriale, spesso la sua insorgenza in gravidanza è data dalla concomitante presenza di più fattori di rischio nella stessa donna. Un esempio relativamente frequente è la concomitanza di anomalie trombofiliche comuni nella popolazione generale, quali le mutazioni dei geni del fattore V o della protrombina (presenti ciascuna nel 3% o più nei popoli di discendenza caucasica), con la gravidanza. Oltre alla trombofilia ereditaria, altri fattori di rischio per TEV in gravidanza sono l'obesità, una parità superiore a 4, l'età della donna superiore a 35 anni, il fumo [2] e una storia personale o familiare di TEV [3-7]. La stasi ha un ruolo importante nel favorire il TEV in gravidanza; l'arteria iliaca e le arterie ovariche incrociano la vena iliaca solo sul lato sinistro. Perciò, con la compressione data dall'utero gravidico e la conseguente stasi a valle, l'arto in cui si verifica prevalentemente la trombosi venosa è l'arto inferiore sinistro [8-11]. Nel puerperio, vale a dire le 4-6 settimane dopo il parto, i fattori di rischio per TEV consistono nel taglio cesareo, nell'emo-concentrazione e nella liberazione in circolo di fattore tessutale (che attiva la cascata coagulatoria) a seguito del distacco della placenta.

Epidemiologia del tromboembolismo venoso in gravidanza

Nel mondo occidentale il TEV colpisce circa una persona ogni mille all'anno di entrambi i sessi. L'incidenza è più elevata tra gli anziani (fino a un caso ogni cento) e più bassa tra i giovani, essendo di un caso ogni diecimila individui al di sotto dei 45 anni. Il rischio di TEV aumenta durante la gravidanza di 5-10 volte ed è più probabile che durante la gravidanza una donna muoia di TEV piuttosto che di ogni altra malattia [12]. Infatti, il TEV rappresenta la causa principale di morte materna. L'ultimo rapporto di indagini confidenziali nell'ambito delle morti materne in Gran Bretagna [13] sottolinea che gli episodi di embolia polmonare fatale sono egualmente distribuiti durante la gravidanza e nel puerperio, senza differenze nei tre trimestri di gestazione. Nel puerperio, il 60% degli eventi fatali avviene nelle prime due settimane dopo il parto e il 40% tra la terza e la sesta settimana [5]. Più del 75% delle morti per TEV nelle puerpere si verifica a seguito di un taglio cesareo [13], che rappresenta quindi un forte fattore di rischio per TEV nel puerperio [14, 15].

L'incidenza di TEV non fatale durante la gravidanza varia da 0.5 a 3 casi per mille donne, sebbene gli studi che hanno adottato criteri diagnostici obiettivi riportino stime inferiori. Nelle donne al di sotto dei 35 anni, l'incidenza di TEV in gravidanza è pari allo 0.6 per mille, mentre in quelle sopra i 35 anni è pari a 1.2 per mille [16].

Una recente meta-analisi ha mostrato che il rischio di TEV è più elevato nel terzo trimestre di gravidanza (43%), ma rimane sostanzialmente alto anche durante il secondo (35%) e il primo (25%) trimestre [17]. Nel puerperio il TEV avviene da due a tre volte più frequentemente rispetto alla gravidanza [18-21]. Tuttavia, uno studio condotto su una vasta popolazione [22], ha mostrato un'incidenza globale di 1.3 episodi di TEV ogni mille donne in gravidanza, con una proporzione simile degli eventi tra gravidanza e puerperio, dal momento che 300 dei 608 episodi registrati era avvenuto dopo il parto. Tuttavia, considerando che la durata della gravidanza è da 6 a 7 volte maggiore di quella del puerperio, la distribuzione giornaliera di TEV durante il puerperio risulta molto maggiore rispetto a quella durante la gravidanza, a conferma dell'ipotesi che il puerperio sia un periodo ad alto rischio di TEV. Le stime di incidenza di TEV sono nel puerperio di 7.19 ed in gravidanza di 0.97 ogni 1000 donne all'anno [6].

Non è tuttora stabilito se il rischio di TEV in gravidanza sia più alto nelle donne con pregressi episodi tromboembolici rispetto a donne sane. Nonostante studi retrospettivi abbiano mostrato una frequenza di TEV in gravidanza variabile dal 7.5 al 12% in donne con pregressi episodi [3], uno studio prospettico non ha confermato questi dati, mostrando invece che solo il 2.4% delle donne in gravidanza avevano un TEV ricorrente (per un'incidenza di 4.0% donne/anno) [23].

L'emostasi in gravidanza

La coagulazione del sangue è una cascata di eventi in cui zimogeni di proteasi seriche vengono trasformati in enzimi attivi. Questi enzimi convertono i loro substrati inattivi in cofattori attivi che possono assemblarsi con le proteasi delle superfici cellulari. L'assemblaggio di cofattori, enzimi e substrati su una superficie contenente fosfolipidi, come la membrana cellulare, avviene parecchie volte nella cascata coagulatoria, garantendo così la massima efficienza e velocità delle reazioni molecolari. La natura sequenziale della cascata coagulatoria prevede che il prodotto di una reazione serva all'enzima subito a valle per amplificare la velocità di reazione globale. L'evento finale è la formazione di trombina, che trasforma il fibrinogeno, proteina solubile, in fibrina, polimero insolubile che forma il coagulo. La Figura 1 illustra sommariamente il meccanismo a cascata della coagulazione. Fisiologicamente la formazione di fibrina è contrastata dall'azione di due meccanismi: quello degli anticoagulanti naturali e quello della fibrinolisi. Le principali proteine anticoagulanti naturali sono l'antitrombina, che inibisce la trombina, il fattore Xa e, in minor misura, il fattore IXa, ed il sistema proteina C - proteina S ove la proteina C inattiva i fattori Va e VIIIa ed aumenta la fibrinolisi, e la proteina S agisce come suo cofattore. Il meccanismo della fibrinolisi prevede che il plasminogeno, una volta convertito nella sua proteasi attiva, la plasmina, degradi la fibrina. Alcuni prodotti di degradazione della fibrina vengono liberati in circolo, come il D-dimero.

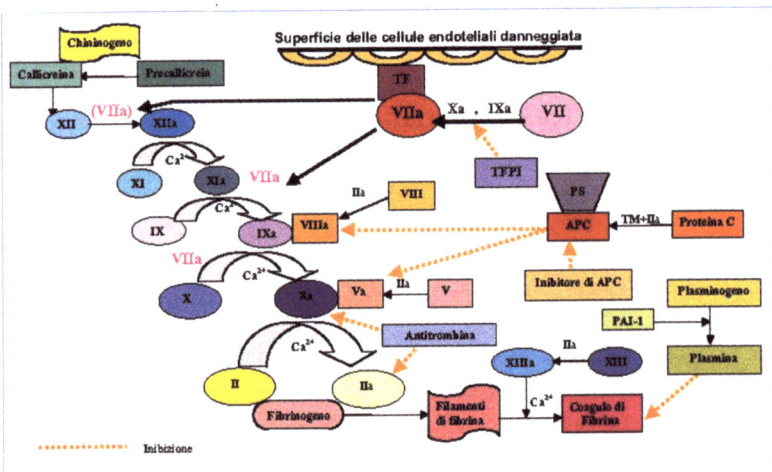

Fig. 1. Cascata della coagulazione. La cascata coagulatoria inizia con la fase di contatto e l'attivazione del fattore XII (via intrinseca) e del fattore VII (via estrinseca), che confluiscono nella via comune a livello dell'attivazione del fattore X. La figura riporta i principali meccanismi anticoagulanti (antitrombina e proteina C/proteina S) ed il sistema della fibrinolisi (a destra)

La gravidanza induce di per sé uno stato protrombotico attraverso complessi cambiamenti nei sistemi fisiologici della coagulazione del sangue e della fibrinolisi. Se da un lato l'ipercoagulabilità, verosimilmente causata dai cambiamenti ormonali in gravidanza, protegge la donna da un sanguinamento eccessivo durante il parto, dall'altro la espone ad un rischio tromboembolico. Durante la gravidanza i livelli plasmatici del fattore V, fattore VIII, fattore X della coagulazione e del fibrinogeno aumentano [24], mentre quelli dell'anticoagulante naturale proteina S diminuiscono sia nella forma libera (la parte efficace nell'azione di cofattore della proteina C) che nella forma totale (libera e legata ad altre proteine plasmatiche). Al contrario, gli anticoagulanti proteina C e antitrombina non modificano sostanzialmente la loro concentrazione [25, 26]. Una condizione di resistenza alla proteina C attivata avviene in circa un terzo delle donne in gravidanza [26] (vedi oltre). È stata riportata una correlazione tra il dosaggio funzionale della proteina C attivata e un progressivo aumento sia dei livelli di fattore VIII e di fattore V che una diminuzione della proteina S [26]. Questi cambiamenti nell'emostasi avvengono nel corso dell'intero periodo gestazionale, sebbene siano particolarmente marcati nell'ultimo trimestre. Marcatori di attivazione della coagulazione, quali il frammento protrombinico 1+2, i complessi trombina-antitrombina e il fibrinopeptide A, aumentano durante la gravidanza [26, 27]. Il fattore tessutale è largamente espresso nella placenta [28] ed è aumentato nel liquido amniotico [29], ma i suoi livelli plasmatici non si modificano durante la gestazione [27]. Riguardo al sistema fibrinolitico, i livelli plasmatici di inibitore dell'attivatore del plasminogeno 1 e 2, il secondo di origine placentare, aumentano durante la gravidanza [30, 31]. Oltre all'aumento degli inibitori della fibrinolisi, in gravidanza si verifica anche un incremento degli attivatori della fibrinolisi; infatti, sono stati descritti elevati livelli di attività dell'attivatore tessutale del fibrinogeno, correlati con alti livelli di fibrinogeno [32], così come elevati livelli di D-dimero [27, 31, 33].

Anomalie coagulatorie trombofiliche

Con il termine "trombofilia" si intende una tendenza a sviluppare trombosi. Quando si riscontra un fattore ereditario, geneticamente determinato, che di per sé oppure in associazione con altri fattori di rischio si associa all'evento trombotico, si parla di trombofilia ereditaria.

Deficit delle proteine anticoagulanti naturali

Le cause di trombofilia ereditaria note da più tempo sono i deficit delle proteine anticoagulanti naturali antitrombina, proteina C e proteina S, descritti per la prima volta rispettivamente nel 1965, 1981 e 1984. La loro ridotta sintesi (deficit quantitativo o di tipo I) o il loro malfunzionamento (deficit qualitativo o di tipo II) rendono la loro azione fisiologica anticoagulante parzialmente inefficace e risultano in una eccessiva formazione di trombina. Come mostrato dalla Figura 1, l'antitrombina svolge la sua funzione anticoagulante inibendo principalmente la trombina (fattore II) ma anche altri fattori attivati, quali il X e in minor misura il IX, l'XI e il XII. La proprietà anticoagulante dell'antitrombina è enormemente accelerata dall'eparina. In confronto alle altre cause di trombofilia ereditaria, il deficit di antitrombina è il più grave nei riguardi del rischio di TEV. Come mostra la Tabella 1, la prevalenza del deficit di antitrombina nella popolazione generale è molto bassa e nei pazienti non selezionati con TEV è dell'1-2%.

Il sistema anticoagulante della proteina C ha un funzionamento complesso ed è schematizzato nella Figura 2. Il legame della trombina alla trombomodulina, una proteina situata sulle cellule endoteliali, attiva la proteina C. Questo processo è accelerato dal legame della proteina C attivata (APC) con un recettore endoteliale specifico. La APC inattiva i fattori V e VIII attivati, clivandoli in siti specifici, grazie all'ausilio di un cofattore, che è la proteina S. Questa reazione non avviene nella parte fluida della circolazione del sangue, bensì sulle superfici fosfolipidiche cariche negativamente dell'endotelio o delle piastrine. Oltre alla sua funzione

Tabella 1. Cause di trombofilia ereditaria, anno della loro scoperta, prevalenza nella popolazione generale e in pazienti non selezionati con tromboembolismo venoso (TEV) e rischio relativo di TEV ad esse associato

Cause	Anno di scoperta	Prevalenza (%)		Rischio relativo* di TEV
		nella popolazione generale	in pazienti non selezionati con TEV	
Deficit di antitrombina eterozigote	1965	0.02-0.2	1-2	da 5 a 50
Deficit di proteina C eterozigote	1981	0.1-0.5	3-4	da 7 a 15
Deficit di proteina S eterozigote	1984	Ignota	1-2	da 6 a 10
Fattore V Leiden eterozigote	1994	3-7	15-20	da 5 a 8
Fattore V Leiden omozigote	1994	0.06-0.25	Ignota	da 50 a 80
Mutazione protrombina eterozigote	1996	2-5	6-10	da 2 a 4
Mutazione protrombina omozigote	1996	0.05	Ignota	circa 10

* odds ratio

di cofattore, la proteina S ha degli effetti anticoagulanti specifici sui complessi fosfolipidici, fattore IX-fattore VIII e fattore V-fattore X. Gli effetti anticoagulanti della proteina S sono propri della sua forma libera, che corrisponde a circa il 40% della proteina S totale. Il rimanente 60% della proteina S circola legata alla proteina C4b ed è inattiva da un punto di vista delle funzioni anticoagulanti. La prevalenza del deficit di proteina C nella popolazione generale è di 0.1-0.5% e quella del deficit di proteina S non ha stime certe (Tabella 1). Nei pazienti non selezionati con trombosi, i deficit di proteina C o di proteina S si riscontrano nell'1-4% dei casi.

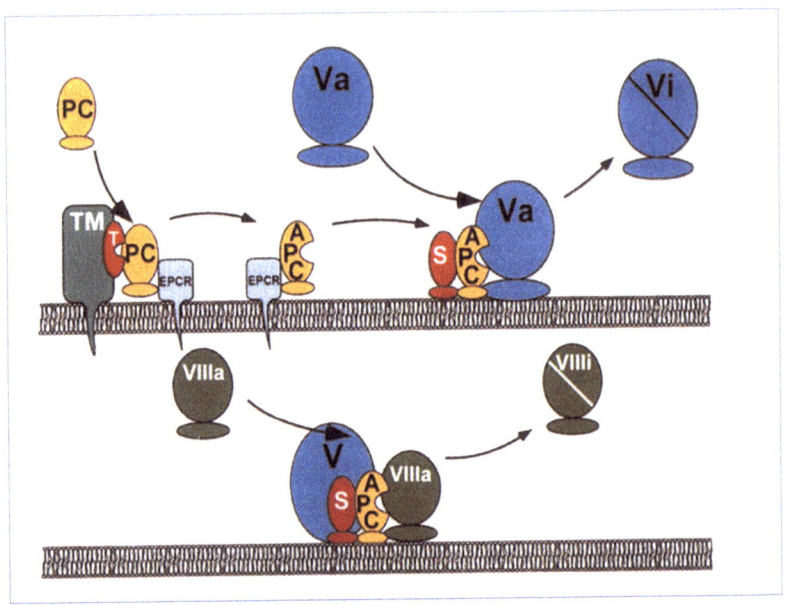

Fig. 2. Meccanismi anticoagulanti del sistema proteina C – proteina S. La trombina (T) legata alla proteina endoteliale trombomodulina (TM) attiva rapidamente la proteina C. Questo processo è accelerato dal recettore endoteliale della proteina C (EPCR). L'EPCR ha la capacità di legare la proteina C attivata (APC), ma questo semplice legame non pare avere proprietà anticoagulanti. Quando la APC si dissocia dall'EPCR e si lega alla proteina S (S) può inattivare il fattore V attivato (Va) clivandolo in siti di legame specifici. Il complesso APC-S inattiva anche il fattore VIII attivato (VIIIa) usando il fattore V come cofattore (da [34] con autorizzazione)

Fattore V Leiden e resistenza alla proteina C attivata

Fino al 1993, lo screening di trombofilia nei pazienti con TEV includeva solo la ricerca dei deficit di antitrombina, proteina C e proteina S. Perciò era possibile identificare una causa di trombofilia ereditaria solo nel 5% circa dei pazienti non selezionati con TEV. Nel 1993 venne descritta la resistenza alla APC, osservando che l'aggiunta di APC al plasma di diversi individui consanguinei, molti dei quali affetti da TEV, determinava un prolungamento del tempo di tromboplastina parziale attivato nullo o inferiore a quello atteso. Questo fenomeno fu chiamato appunto resistenza alla APC. Un anno dopo fu dimostrato che la resistenza alla APC era causata da una singola mutazione nella proteina del fattore V che, assieme al fattore VIII, è il substrato dell'azione anticoagulante della APC. La mutazione era situata proprio nel principale sito di legame del fattore V con la APC. Il fattore V mutato, denominato fattore V Leiden, dalla cittadina olandese ove è stato identificato, risultava quindi solo parzialmente sensibile all'azione anticoagulante della APC. La mutazione nella proteina del fattore V consiste in una sostituzione di una arginina con una glutamina in posizione 506, dovuta alla sostituzione di una guanina con un'adenina in posizione 1691 nel gene che codifica per il fattore V. Il fattore V Leiden è responsabile del fenomeno della resistenza alla APC in circa il 90% dei casi, mentre nel rimanente 10% si riscontra una resistenza alla APC in assenza della mutazione in questione; altre mutazioni (alcune descritte in letteratura) possono essere responsabili di tale riscontro. La prevalenza del fattore V Leiden allo stato eterozigote nella popolazione generale è molto elevata, variando dal 3% del Sud Europa al 7% o più del Nord Europa; nei pazienti non selezionati con TEV la prevalenza raggiunge il 15-20% (Tabella 1). Il fattore V Leiden è quindi l'anomalia trombofilica ereditaria più frequentemente riscontrata. Si trova solo nelle popolazioni di origine caucasica e si pensa, proprio per la sua elevata prevalenza nella popolazione generale, che abbia favorito la sopravvivenza della specie nei casi di "lotta e fuga" dei primitivi o durante il parto, proteggendo le donne dalle morti per sanguinamento. L'omozigosi per il fattore V Leiden ha una prevalenza di 0.06-0.25% e si associa ad un rischio di tromboembolismo venoso molto elevato.

Mutazione G20210A della protrombina

Un'altra mutazione relativamente frequente è stata descritta nel 1996 dallo stesso gruppo di ricercatori olandesi di Leiden. Si tratta di una sostituzione di una guanina con un'adenina in posizione 20210 nella regione 3' non-tradotta del gene che codifica per il fattore II o protrombina. La presenza di questa mutazione si associa a livelli plasmatici di protrombina modestamente più alti del normale, ma i meccanismi attraverso i quali la mutazione modifica i livelli di protrombina non sono del tutto chiariti. La prevalenza della mutazione della protrombina allo stato eterozigote nella popolazione generale raggiunge circa il 5% nel Sud Europa mentre è di circa il 2% nel Nord Europa, con un gradiente di frequenza opposto a quello del fattore V Leiden (Tabella 1). Nei pazienti non selezionati con TEV la mutazione viene riscontrata in circa il 10% dei casi. Lo stato omozigote per questa mutazione è raro e pare associarsi ad un rischio di TEV inferiore a quello degli omozigoti per il fattore V Leiden.

Trombofilia e tromboembolismo venoso in gravidanza

I deficit di antitrombina, proteina C e proteina S

La Tabella 2 riassume gli studi riguardanti l'associazione tra i deficit delle proteine anticoagulanti naturali e il TEV in gravidanza. Data la rarità di queste anomalie coagulatorie, la maggior parte degli studi osservazionali o caso-controllo è stata condotta su piccoli campioni e gli studi più ampi hanno un disegno familiare, da cui derivano informazioni applicabili esclusivamente alle famiglie trombofiliche. Recentemente, due ampi studi caso-controllo [15, 35] hanno mostrato un aumento del rischio di TEV in gravidanza o puerperio nelle donne portatrici di deficit di antitrombina, proteina C o proteina S (Tabella 2). Uno di essi [15], così come uno studio precedente [36], ha mostrato un aumento del rischio di TEV in gravidanza pari a 8-13 volte per i tre deficit considerati insieme. Il rischio di TEV in gravidanza sembra essere particolarmente elevato nelle portatrici di deficit di antitrombina, con un'incidenza annuale che raggiunge in alcuni studi il 30-40% [6, 37]. Tale stima pare inferiore nelle portatrici del deficit di proteina S, variando dal 6 al 13% [37, 38] (Tabella 2).

Fattore V Leiden e protrombina G20210A

Diversi studi con disegni differenti (Tabella 3) hanno mostrato un aumento di 4-16 volte del rischio relativo di TEV in gravidanza. Gli studi caso-controllo più ampi [15, 35] concordano nella stima di un aumento del rischio di circa dieci volte, mentre i più ampi studi familiari [39] riportano un'incidenza annuale di TEV in gravidanza pari al 2%. Nonostante gli studi che hanno valutato l'associazione tra la mutazione della protrombina ed il TEV siano numericamente inferiori a quelli riguardanti il fattore V Leiden, essi concordano con un aumento di 3-15 volte del rischio di TEV in gravidanza nelle portatrici della la mutazione della protrombina.

Il rischio di TEV in gravidanza nelle portatrici omozigoti del fattore V Leiden è stato valutato in uno studio caso-controllo [40] e in due studi di famiglia [41, 42]. Rispetto alle non portatrici, il rischio di TEV in gravidanza nelle donne omozigoti per questa mutazione era aumentato di 40 volte, con un'incidenza annuale del 4-8%. Siccome lo stato di portatore omozigote del fattore V Leiden è raro, le stime di rischio sono piuttosto instabili e i corrispondenti intervalli di confidenza sono ampi. Tuttavia, il limite inferiore degli intervalli di confidenza è intorno a 4.0, a conferma che il rischio di TEV è comunque elevato. Anche la condizione di portatrice doppia eterozigote per il fattore V Leiden e la mutazione della protrombina induce un aumento notevole del rischio relativo di TEV in gravidanza, nonostante paia inferiore alla condizione di portatrice omozigote di fattore V Leiden [41]. Non esistono a tutt'oggi dati sul rischio di TEV nelle portatrici omozigoti della mutazione della protrombina.

Anticorpi anti-fosfolipidi

La presenza di anticorpi anti-fosfolipidi (anticoagulante di tipo lupico e/o anticorpi anti-cardiolipina), assieme a una storia personale di trombosi venosa o arteriosa, aborti e piastrinopenia, definiscono la sindrome da anticorpi anti-fosfolipidi [43, 44]. Questa condizione di trombofilia non è ereditaria, bensì acquisi-

Tabella 2. Studi in donne con deficit di antitrombina (AT), proteina C (PC) o proteina S (PS) e tromboembolismo venoso (TEV) in gravidanza

1° Autore, [ref.]	Disegno dello studio	Popolazione di studio	Tipo di deficit	Prevalenza del deficit (%)	Odds ratio (95%CI)	Prevalenza di TEV nelle carriers (%)
Hellgren et al [45]	Osservazionale	8 donne con deficit (9 gravidanze)	AT	-	-	68
Conard et al [46]	Familiare	78 donne con deficit (200 gravidanze)	AT	-	-	18 (+33 puerperio)
			PC	-	-	7 (+19 puerperio)
			PS	-	-	0 (+17 puerperio)
De Boer et al [47]	Osservazionale	30 donne con TEV	AT	3	-	-
			PC	6	-	-
Trauscht-van Horn et al [48]	Familiare	15 donne con deficit (46 gravidanze) 37 donne senza deficit (111 gravidanze)	PC -	- -	7.3 (n.c.)* -	33 5
De Stefano et al [49]	Familiare	58 donne con deficit (124 gravidanze)	AT	-	-	37
			PC	-	-	12
			PS	-	-	13

Studio	Tipo	Campione		Eventi	OR (IC)	TEV (puerperio)
Friederich et al [36]	Familiare	60 donne con deficit (169 gravidanze)	AT	-	8.0 (1.2-184.0)	3 (+0 puerperio)
			PC	-		2 (+0 puerperio)
			PS	-		0 (+7 puerperio)
		69 donne senza deficit (198 gravidanze)	-	-		0 (+0.5 puerperio)
Pabinger et al [37]	Familiare	71 donne con deficit (176 gravidanze)	AT	-	-	40 (+11 puerperio)
			PC	-		10 (+5 puerperio)
			PS	-		6 (+22 puerperio)
Hough et al [38]	Familiare	80 donne con deficit (215 gravidanze)	AT	-	-	32
			PC	-		22
			PS	-		13
Hirsch et al [50]	Osservazionale	35 donne con TEV in gravidanza	AT	3	-	-
			PC	3		-
			PS	3		-
Mc Coll et al [6]	Osservazionale	50 donne con TEV in gravidanza	AT	12	-	-
			PC	2		-
Gerhardt et al [35]	Caso-controllo	119 donne con TEV in gravidanza; 233 controlli	AT	19	9.0 (3.5-22.7)	-
			PC	14	4.0 (1.7-9.6)	-
			PS	12	2.8 (1.2-6.5)	-
Martinelli et al [15]	Caso-controllo	119 donne con TEV in gravidanza; 232 controlli	AT, PC, PS	8	13.1 (5.0-34.2)	-

*n.c.= non calcolati (indicata una $p=0.026$)

ta e si associa ad un rischio di TEV aumentato di circa 9 volte [51, 52]. La probabilità di recidiva durante la gravidanza è elevata [43]. La forte associazione tra la presenza di anticorpi anti-fosfolipidi e di TEV in gravidanza indica la necessità di una profilassi antitrombotica durante tutto il periodo gestazionale in donne con o senza pregressi episodi di TEV (vedi oltre).

Trombofilia e complicanze ostetriche

Dall'inizio degli anni '80, quando la sindrome di anticorpi antifosfolipidi è stata riconosciuta come causa eziologica di poliabortività, è stata avanzata la teoria patogenetica della trombosi placentare come ostacolo alla circolazione materno-fetale e conseguente morte del prodotto del concepimento. Negli ultimi dieci anni, a seguito della scoperta delle comuni mutazioni nei geni che codificano per il fattore V e la protrombina, si è verificato un aumento dell'interesse nel rapporto tra trombofilia e TEV. Oltre ai numerosi studi apparsi in letteratura sul rischio di TEV in gravidanza, l'interesse si è rivolto anche sulle varie complicanze ostetriche in rapporto alla condizione di portatrice di trombofilia, partendo dal presupposto che abbiano come comune determinante una circolazione placentare inadeguata. Queste complicanze ostetriche includono gli aborti ricorrenti e precoci, le morti endouterine fetali, la pre-eclampsia, il distacco di placenta e il ritardo di crescita intra-uterino. Secondo la definizione della World Health Organization, un aborto è definito precoce quando avviene entro la dodicesima settimana di gestazione, mentre dopo la ventesima settimana si parla di morte endouterina fetale; quando accadono almeno tre perdite del prodotto del concepimento si parla di aborto ricorrente [53]. Tuttavia, come mostrato nelle Tabelle 3, 4, queste definizioni non vengono strettamente osservate e variano nei diversi studi.

In generale, mentre l'aborto precoce avviene in circa una gravidanza su cinque, la morte endouterina fetale si verifica in una

Tabella 3. Studi in donne eterozigoti per il fattore V Leiden o la mutazione della protrombina e tromboembolismo venoso (TEV) in gravidanza

1° Autore [ref.]	Disegno dello studio	Odds ratio (95%CI) fattore V Leiden	Odds ratio (95%CI) protrombina G20210A	Incidenza annuale di TEV (%) fattore V Leiden	Incidenza annuale di TEV (%) protrombina G20210A
Hough et al [38]	Familiare	–	–	–	–
Hirsh et al [50]	Osservazionale	–	–	–	–
Bokarewa et al [54]	Osservazionale	–	–	–	–
Hallak et al [55]	Osservazionale	–	–	–	–
Dizon-Townson et al [56]	Osservazionale	–	–	–	–
Mc Coll et al [6]	Osservazionale	–	–	0.3	–
Grandone et al [57]	Caso-controllo	16.3 (4.8-54.9)	10.2 (1.2-16.0)	–	–
Middeldorp et al [58]	Familiare	–	–	2	–
Simioni et al [39]	Familiare	4.2 (0.5-148.0)	–	–	–
Mc Coll et al [59]	Osservazionale	–	–	–	–
Gerhardt et al [35]	Caso-controllo	9.3 (5.1-16.9)	15.2 (4.2-52.6)	0.2	0.5
Martinelli et al [15]	Caso-controllo	10.6 (5.6-20.4)	2.9 (1.0-8.6)	1	0.2

Tabella 4. Studi in donne con deficit di antitrombina (AT), proteina C (PC) o proteina S (PS) e complicanze ostetriche

1° Autore [ref.]	Disegno dello studio	Tipo di complicanza (settimana di gestazione)	Tipo di deficit	Odds ratio (95%CI)
Sanson et al [60]	Familiare	PF (8a-25a) o MEF (<24a)	AT, PC, PS	2.0 (1.2-3.3)
Preston et al [61]	Caso-controllo	PF (<28a)	AT	1.7 (1.0-2.8)
			PC	1.4 (0.9-2.2)
			PS	1.2 (0.7-1.9)
		MEF (>28a)	AT	5.2 (1.5-18.1)
			PC	2.3 (0.6-8.3)
			PS	3.3 (1.0-11.3)
De Vries et al [62]	Osservazionale	AP, MEF (>16a), IUGR	AT	-
			PC	-
			PS	-
Gris et al [63]	Caso-controllo	MEF (>22a)	AT	1.0 (0.1-10.9)
			PC	22 (2.8-170.0)
			PS	

PF, perdita fetale; *MEF*, morte endouterina fetale; *AP*, abruptio placentae, *IUGR*, ritardo di crescita intra-uterino gravidanza ogni 200. La Tabella 4 mostra gli studi che hanno valutato l'associazione tra i deficit delle proteine anticoagulanti naturali, antitrombina, proteina C e proteina S e varie complicanze ostetriche. Come per la relazione tra trombofilia e TEV in gravidanza, l'anomalia trombofilica più largamente studiata per la relazione con le complicanze ostetriche è il fattore V Leiden. Infatti, negli ultimi sette anni, è apparso in letteratura un vasto numero di studi caso-controllo e due studi familiari (Tabella 5). Sebbene la maggior parte di questi studi abbia riportato un'associazione statisticamente significativa tra il fattore V Leiden e le varie complicanze ostetriche [63-77], altri hanno osservato un aumento non statisticamente significativo [61, 78-80] del rischio di complicanze ostetriche ed altri ancora non hanno trovato alcuna associazione [81-85]. Risultati simili sono stati ottenuti riguardo all'associazione tra la mutazione della protrombina e le complicanze ostetriche, come riassunto nella Tabella 5.

Oltre a quelle elencate nelle Tabelle 4 e 5, anche altre complicanze ostetriche sono state oggetto di studio relativamente alla trombofilia; uno studio caso-controllo su neonati pre-termine con peso molto basso alla nascita [86] ha mostrato un rischio aumentato pari a 2 e 3 volte in portatrici rispettivamente del fattore V Leiden e della mutazione della protrombina. Un altro studio caso-controllo in donne con ipertensione gravidica [87] ha rilevato un rischio pari a 5 e 3 volte in presenza rispettivamente del fattore V Leiden o della mutazione della protrombina. I dati su donne con omozigosi per il fattore V Leiden [81] o con anomalie trombofiliche combinate [71, 72] sono piuttosto limitati ma concordi nel mostrare un'associazione con la perdita del prodotto del concepimento. Inoltre, la perdita fetale è stata associata con la resistenza alla proteina C attivata in assenza della mutazione del fattore V Leiden, con una odds ratio variabile da 2 a 7 [65, 73, 75, 84, 88].

Nonostante la letteratura attuale sia piuttosto ricca di studi sull'associazione tra la trombofilia e le varie complicanze ostetriche, bisogna interpretare i risultati con cautela, sia a causa della

Tabella 5. Studi in donne con deficit di antitrombina (AT), proteina C (PC) o proteina S (PS) e complicanze ostetriche

1° Autore [ref.]	Disegno dello studio	Tipo di complicanza (settimana di gestazione)	Odds ratio (95%CI) fattore V Leiden	Odds ratio (95%CI) protrombina G20210A
Preston et al [61]	Caso-controllo	PF (<28ª)	0.9 (0.5-1.5)	–
		MEF (>28ª)	2.0 (0.5-7.7)	–
Dizon-Towson et al [64]	Caso-controllo	PE	2.2 (1.0-4.6)*	–
Brenner et al [65]	Caso-controllo	PFR o MEF	18.0 (3.8-85.4)*	–
Grandone et al [66]	Caso-controllo	PFR (qualsiasi settimana)	4.4 (1.3-14.7)	–
Dizon-Towson et al [78]	Caso-controllo	PF (media: 12ª)	1.7 (0.7-3.8)	–
Balasch et al [82]	Caso-controllo	PFR	0.9 (0.0-14.9)*	–
De Vries et al [62]	Osservazionale	AP, MEF (>16ª), IUGR	–	–
Grandone et al [68]	Caso-controllo	PE	4.9 (1.3-18.3)	–
Wiener-Megnagi et al [69]	Caso-controllo	AP	11.8 (1.4-102.2)*	–
Kutteh et al [83]	Caso-controllo	PFR	0.5 (0.04-5.6)	1.0 (0.1-7.3)
Ridker et al [70]	Caso-controllo	PFR	2.3 (1.0-5.2)	–
Brenner et al [71]	Caso-controllo	PFR (≥3; <12ª, ≥2: 12ª-24ª) o MEF	4.0 (1.8-8.8)	2.2 (0.6-8.0)
Souza et al [72]	Caso-controllo	PFR	4.9 (1.3-17.8)	3.5 (0.6-19.7)
Tal et al [73]	Caso-controllo	PF (<26ª)	2.8 (1.1-7.1)*	–
Kupferminc et al [74]	Caso-controllo	PE	5.3 (1.8-15.6)	2.2 (0.4-13.9)
		AP	4.9 (1.4-17.4)	8.9 (1.8-43.6)
		MEF	4.9 (1.1-22.3)	–
		IUGR	1.9 (0.6-6.3)	4.6 (1.0-20.0)

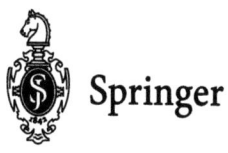 Springer

Errata Corrige

I. Martinelli
Tromboembolismo venoso e gravidanza

L'intestazione esatta della Tabella 5 di pp. 18, 19 è:
Studi in donne con fattore V Leiden o mutazione della protrombina e complicanze ostetriche

Gris et al [63]	Caso-controllo	MEF (>22[a])	4.8 (1.8-12.4)	0.8 (0.2-4.1)
Tormene et al [79]	Familiare	PF (<12[a])	0.6 (0.2-1.9)	-
		PF (12[a]-24[a])	1.9 (0.8-6.5)	-
		MEF (>24[a])	4.4 (0.5-35.6)	-
Meinardi et al [80]	Familiare	PF (<20[a])	2.1 (1.3-3.3)	-
		MEF (>20[a])	1.6 (0.6-4.4)	-
Younis et al [75]	Caso-controllo	PFR, MEF (>12[a])	3.8 (1.6-9.7)★	-
Martinelli et al [76]	Caso-controllo	MEF	3.2 (1.0-1.9)★	3.3 (1.1-7.2)
Rai et al [84]	Caso-controllo	PFR	0.8 (0.4-1.5)★	-
		MEF	0.9 (0.4-2.0)★	-
Livingston et al [81]	Caso-controllo	PE	1.1 (0.3-4.1)★	0.3 (0.0-7.2)
Martinelli et al [67]	Caso-controllo	IUGR	6.9 (1.4-33.5)	5.9 (1.2-29.4)
Infante-Rivard et al [85]	Caso-controllo	IUGR	1.2 (0.7-2.4)	1.1 (0.5-2.5)
Grandone et al [77]	Caso-controllo	IUGR	2.7 (1.5-4.7)	3.6 (1.8-6.9)

PF, perdita fetale; *PFR*, perdita fetale ricorrente; *MEF*, morte endouterina fetale; *PE*, pre-eclampsia; *AP*, abruptio placentae; *IUGR*, ritardo di crescita intra-uterino

★non descritto negli studi (estrapolato)

numerosità delle casistiche che spesso è limitata, sia a causa, talvolta, di una inappropriata selezione dei casi [89]. Va inoltre sottolineato che la maggior parte di questi studi hanno un disegno caso-controllo retrospettivo oppure sono studi familiari. Di conseguenza, se da un lato la maggior parte concorda nel riportare un'associazione tra la trombofilia e la perdita del prodotto del concepimento, in assenza di studi prospettici il rischio reale nelle donne con trombofilia deve essere ancora determinato. L'unico studio prospettico riguardante l'associazione tra trombofilia e perdita fetale ha mostrato una tendenza a favore di tale associazione, con una odds ratio di 1.7 (95% intervallo di confidenza 0.6-4.6) per i deficit di antitrombina, proteina C, proteina S ed il fattore V Leiden o la mutazione della protrombina considerati assieme [90]. Per quanto concerne gli anticorpi anti-fosfolipidi, i dati in letteratura concordano nel riportare una forte associazione con le complicanze ostetriche, quali la morte endouterina e la pre-eclampsia. Diversi studi hanno osservato una percentuale di morte endouterina in donne con questa causa di trombofilia acquisita pari al 50-70% [91, 92].

Diagnosi di tromboembolismo venoso in gravidanza

La diagnosi strumentale di TEV in donne gravide risulta problematica perché molte indagini comunemente usate per obiettivare una trombosi venosa profonda o un'embolia polmonare espongono il feto a radiazioni ionizzanti potenzialmente oncogeniche e teratogeniche [93]. L'ultrasonografia a compressione viene raccomandata come primo esame diagnostico in donne gravide con una sospetta trombosi venosa profonda degli arti inferiori e, in caso di risultati dubbi o di sospetto di trombosi isolata della vena iliaca, può essere eseguita la flebografia o la risonanza magnetica con contrasto, con la precauzione di proteggere il feto dalle radiazioni tramite uno schermo di piombo posizionato sull'addome. I test strumentali per la diagnosi di embolia polmonare in donne gravide sono alquanto simili a quelli comunemente utilizzati, vale a dire la scintigrafia polmonare perfusoria (e se necessario ventilatoria) e, in casi particolari l'angiografia polmonare. La TAC spirale dovrebbe essere evitata, per quanto possibile, per la quota relativamente elevata di radiazioni. La possibilità di utilizzare il test del D-dimero su plasma nel sospetto clinico di TEV ha un'utilità limitata in gravidanza; solo nei casi in cui sia il D-dimero che il test strumentale siano negativi, il TEV può essere ragionevolmente escluso [94, 95].

Profilassi del tromboembolismo venoso in gravidanza

La profilassi antitrombotica in gravidanza viene riservata a donne con un rischio elevato di TEV, vale a dire con una storia pregressa di TEV o portatrici di trombofilia, con o senza pregressi eventi tromboembolici. Sebbene queste due categorie di donne siano generalmente considerate ad alto rischio di TEV in gravidanza, le dimostrazioni in letteratura sono scarse. Ad oggi esiste un solo studio prospettico di coorte [23] che ha valutato il rischio di recidiva di TEV in gravidanza in donne con un pregresso episodio tromboembolico. Queste donne non ricevevano alcuna profilassi antitrombotica durante il periodo gestazionale, ma solo nelle quattro settimane dopo il parto. Solo tre delle 125 donne (2.4%) incluse nello studio avevano sviluppato una recidiva di TEV, per una percentuale di recidiva pari a 4.0%/paziente-anno. Due di queste tre donne con recidiva erano portatrici di trombofilia ereditaria e in una di esse il pregresso episodio di TEV era stato idiopatico, cioè era avvenuto in assenza di fattori di rischio transitori e rimovibili. In particolare, nessuna delle 31 donne con un primo episodio avvenuto durante una pregressa gravidanza o puerperio aveva avuto recidiva nella gravidanza in corso. Gli autori concludevano a sfavore di una profilassi antitrombotica durante la gravidanza in queste donne ad alto rischio, sottolineando che la profilassi potrebbe essere effettuata in donne portatrici di trombofilia o con un pregresso episodio idiopatico di TEV [23]. Nella pratica clinica, viste la scarsità di studi e l'assenza di linee guida specifiche sull'argomento, le donne ad alto rischio tromboembolico ricevono usualmente una profilassi antitrombotica con eparina a basso peso molecolare (EBPM) alla dose di 75-100 U/kg/die per tutto il periodo gestazionale e nelle 4-6 settimane dopo il parto, a prescindere dal fatto che siano portatrici o meno di un'anomalia trombofilica o che abbiano avuto un pregresso episodio di TEV idiopatico. Dopo il parto, la profilassi antitrombotica può essere effettuata sia con le EBPM che con gli anticoagulanti orali. La prima opzione non necessita di monitoraggio di laboratorio, mentre la seconda richiede un controllo periodico del livello di anticoagulazione in modo che l'INR (International Normalized Ratio) sia mantenuto in un range tra 2.0 e 3.0. Sia le EBPM che gli anticoagulanti orali non passano nel latte materno e possono quindi essere assunti con sicurezza durante il periodo dell'allattamento.

Le donne con anticorpi anti-fosfolipidi e pregressi episodi di trombosi (venosa o arteriosa) devono ricevere una profilassi antitrombotica durante tutta la gestazione perché il rischio di recidiva in gravidanza è molto elevato, variando secondo gli studi dal 22 al 69% [43]. Dal momento che dopo un primo episodio di trombosi le donne con anticorpi anti-fosfolipidi assumono la terapia anticoagulante orale continuativamente e senza interruzione, occorre sospendere il farmaco al momento del test di gravidanza positivo a causa degli effetti teratogeni dell'anticoagulante orale (vedi oltre: *Terapia*) e sostituirlo con una EBPM. La profilassi antitrombotica raccomandata in gravidanza in donne con anticorpi anti-fosfolipidi e pregressi episodi di trombosi prevede delle dosi terapeutiche di EBPM, vale a dire atte a mantenere una anticoagulazione piena [96]. Al contrario, donne con anticorpi anti-fosfolipidi ma senza pregressi episodi trombotici ricevono dosi di eparina inferiori (di sola profilassi), oppure viene attuata una sola sorveglianza clinica [96].

Una situazione particolarmente problematica è la gravidanza

in donne con trombofilia senza storia personale di TEV. La stima del rischio di un primo episodio di TEV in gravidanza è alta in termini relativi in donne con anticorpi anti-fosfolipidi, deficit di antitrombina, omozigosi per il fattore V Leiden o anomalie trombofiliche combinate, ma bassa in termini assoluti (Tabelle 2, 3). Esiste un consenso sulla necessità di una profilassi antitrombotica (con EBPM o anticoagulanti orali) nelle prime 4-6 settimane dopo il parto, dal momento che il rischio di TEV è più elevato nel puerperio che durante tutta la gestazione [17]. Il trattamento in gravidanza di donne asintomatiche portatrici di trombofilia è tuttora controverso. Vi sono due possibili atteggiamenti: o la donna non riceve alcuna profilassi farmacologia (approccio osservazionale), oppure esegue una profilassi con EBPM durante tutta la gestazione. Una via di mezzo tra questi due estremi, quale quella di somministrare una profilassi farmacologia solo nell'ultimo trimestre di gravidanza, non viene ormai più considerata, a seguito dell'osservazione che il rischio di TEV è simile in ogni periodo gestazionale [9]. L'approccio osservazionale deve includere una adeguata informazione alla donna in gravidanza in merito alla necessità di rivolgersi ad un centro specialistico in caso di sintomi specifici indicativi di trombosi venosa profonda degli arti inferiori (ad esempio: edema, dolore, impaccio della deambulazione) o di embolia polmonare (ad esempio: dolore toracico puntorio, dispnea, tosse stizzosa), allo scopo di eseguire prontamente un esame diagnostico strumentale (vedi sopra). Alcuni autori raccomandano una sorveglianza clinica con esame ultrasonografico periodico durante la gravidanza [93], ma questo esame è di utilità molto limitata per la diagnosi di trombosi venosa profonda asintomatica [97]. A tutt'oggi l'approccio osservazionale è arbitrariamente riservato a donne asintomatiche portatrici di quelle cause di trombofilia che si associano ad un rischio di TEV relativamente basso, quali l'eterozigosi per il fattore V Leiden o la mutazione della protrombina e il deficit di proteina S [98]. Al contrario la profilassi anticoagulante con EBPM viene comunemente impiegata durante la gravidanza in donne portatrici di un rischio più elevato, come ad esempio quelle con anticorpi anti-fosfolipidi [99] e quelle con deficit di antitrombina o proteina C, omozigosi per il fattore V Leiden o anomalie trombofiliche associate [96]. In questo caso, la donna va tranquillizzata sulla sicurezza per il feto delle EBPM usate in gravidanza (non passano la barriera placentare), ma monitorata per la remota possibilità di insorgenza di piastrinopenia indotta da eparina, oltre che ben istruita sulle modalità di autosomministrazione sottocutanea del farmaco e delle possibili reazioni locali (ecchimosi, rash).

Profilassi delle complicanze ostetriche

La prima descrizione sull'associazione fra trombofilia e complicanze ostetriche (morte endouterina fetale e pre-eclampsia) riguarda gli anticorpi anti-fosfolipidi. Questa causa acquisita di trombofilia è quella maggiormente indagata in rapporto alle complicanze ostetriche. Al momento attuale la profilassi della complicanze ostetriche in donne con sindrome da anticorpi antifosfolipidi consiste nell'uso sia di eparina che di aspirina. Recentemente due studi prospettici randomizzati in donne con aborti ricorrenti e storia personale negativa per eventi trombotici hanno mostrato che l'eparina in associazione a basse dosi di aspirina consente maggiori probabilità di portare a termine una gravidanza rispetto al solo uso di basse dosi di aspirina [100, 101]. La probabilità di dare alla luce bambini sani era del 44% in donne che ricevevano la sola aspirina (81 mg/die) e dell'80% in donne che ricevevano aspirina ed eparina calcica (13300 U x 2/die) [100]. Una dose inferiore di eparina (8100 U x 2/die) è stata dimostrata essere egualmente efficace [102]. Gli aborti avvenivano nel primo trimestre di gestazione sia nel gruppo di donne che riceveva aspirina ed eparina che in quello con aspirina singola, indicando che gli effetti benefici della profilassi si manifestano precocemente in gravidanza. Uno studio effettuato in donne con anticoagulante di tipo lupico e/o anticorpi anticardiolipina ha riportato un 42% di nascite in donne trattate con la sola aspirina (81 mg/die) ed un 71% in quelle trattate con aspirina ed eparina (5000 U x 2/die) [101]. L'aumento della percentuale degli aborti nel gruppo di donne trattate con sola aspirina si verificava prima della tredicesima settimana di gestazione, oltre la quale la probabilità di portare a termine la gravidanza era simile nei due gruppi. Questo dato indica l'eventualità che l'eparina, utile appunto nel primo trimestre, possa essere evitata nei trimestri successivi. In contrasto con questi studi, è stata riportata una equivalenza dei due trattamenti con sola aspirina e aspirina più eparina con una percentuale di nati vivi del 75 e 78%, rispettivamente [103]. Alcuni autori consigliano, inoltre, di iniziare il trattamento con aspirina prima del concepimento, ma questo approccio rimane comunque una scelta arbitraria non basata sull'evidenza [104].

Riassumendo, il trattamento d'elezione in donne con anticorpi anti-fosfolipidi, aborti ripetuti e storia personale di trombosi negativa è la combinazione di aspirina ed eparina, che pare garantire una maggiore probabilità di condurre a termine una gravidanza. È possibile che studi futuri rafforzino l'impressione che l'uso dell'eparina possa essere limitato al primo trimestre di gestazione in donne con aborti nel primo trimestre. Nell'assenza di studi specifici, donne con anticorpi anti-fosfolipidi e nessuna pregressa complicanza ostetrica, oppure con una presenza intermittente di anticorpi anti-fosfolipidi, o infine con anticorpi anticardiolipina a basso titolo possono essere trattate indifferentemente con aspirina a basse dosi, eparina calcica (5000 U x 2/die), EBPM o la sola sorveglianza clinica [96].

L'eventualità che donne con pregresse complicanze ostetriche e anomalie trombofiliche ereditarie debbano ricevere una profilassi anticoagulante in gravidanza è materia di discussione e i dati presenti in letteratura sono scarsi. In particolare, è in corso uno studio prospettico i cui risultati preliminari sembrano a favore di una profilassi durante la gestazione [90]. Uno studio retrospettivo ha riportato una frequenza maggiore di morti endouterine fetali in donne con trombofilia rispetto a donne senza (29 e 17%) [105]. Uno studio non controllato ha mostrato un beneficio nel migliorare la probabilità di raggiungere il termine della gravidanza grazie a una profilassi con EBPM in donne con trombofilia ereditaria e pregressi aborti [106].

In conclusione, la patogenesi delle complicanze ostetriche è molto complessa, scarsamente conosciuta e la ricerca in questo campo è in fase di continuo sviluppo. Donne con anomalie trombofiliche e pregresse complicanze ostetriche ricevono verosimilmente beneficio dalla profilassi anticoagulante in gravidanza. Finché non saranno disponibili studi appropriati, bisogna considerare che molte scelte terapeutiche sono arbitrarie e le donne devono essere adeguatamente informate sui rischi e sui benefici delle diverse opzioni di trattamento.

Terapia del tromboembolismo venoso in gravidanza

Trattamento iniziale

A differenza degli algoritmi per la diagnosi di un sospetto TEV durante la gravidanza, che sono simili a quelli seguiti al di fuori del periodo gestazionale, la terapia del TEV è notevolmente diversa per ragioni di sicurezza, efficacia e posologia. Fino ad alcuni anni fa, il trattamento d'elezione per il TEV in gravidanza era l'eparina non frazionata (ENF) somministrata sia per via endovenosa che per via sottocutanea. Con l'avvento delle EBPM, la terapia con la ENF per via sottocutanea, che richiedeva un monitoraggio di laboratorio del livello di anticoagulazione tramite il tempo di tromboplastina parziale attivato, è stata progressivamente abbandonata. Vaste meta-analisi hanno dimostrato che il trattamento con EBPM per via sottocutanea a dosi aggiustate secondo il peso corporeo è più sicuro e probabilmente più efficace rispetto al trattamento con ENF [107, 108]. Inoltre, a differenza della ENF, le EBPM non necessitano di monitoraggio di laboratorio. Le EBPM vengono somministrate per via sottocutanea alla dose indicativa di 100 U anti-fattore X attivato ogni 12 ore (o 150-200 U ogni 24 ore nel regime di mono-somministrazione quotidiana). Sebbene le EBPM non richiedano comunemente un monitoraggio di laboratorio, in corso di gravidanza viene raccomandata la misurazione dei livelli di attività anti-fattore X attivato quattro ore dopo la somministrazione, al fine di valutarne l'efficacia. Questo perché teoricamente lo stato gravidico può far sì che la donna risponda in maniera diversa ed individuale a dosi di farmaco aggiustate secondo il peso corporeo [95]. La dose di EBPM dovrebbe essere aggiustata con il fine di raggiungere livelli di attività anti-fattore X variabili tra 0.6 e 1.0 U/ml (o 1.0-2.0 U/ml nel regime di mono-somministrazione quotidiana). L'uso di ENF per via endovenosa è ristretto a donne con trombosi venosa profonda particolarmente estesa o con embolia polmonare massiva e instabilità di circolo, dal momento che queste categorie di pazienti particolarmente gravi sono state escluse dagli studi clinici che hanno paragonato le EBPM con la ENF. Il regime routinario di somministrazione della ENF per via endovenosa è di 5000 U in bolo seguito da 24-30000 U nelle 24 ore in pompa ad infusione continua, mantenendo dei livelli terapeutici di farmaco secondo il tempo di tromboplastina parziale attivato; i prelievi di sangue per il monitoraggio di laboratorio e le variazioni di posologia vengono effettuati utilizzando un nomogramma standardizzato [109]. La terapia con la ENF per via sottocutanea è stata ormai pressoché interamente abbandonata, anche perché la somministrazione di questo farmaco a dosi terapeutiche causa un effetto anticoagulante persistente con il rischio di complicanze emorragiche durante il parto [110]. Gli effetti collaterali relativi all'uso della ENF sono le emorragie (2% dei casi) [110, 111], la piastrinopenia indotta da eparina (3% dei casi) [112] e l'osteoporosi (fino al 30% dei casi) [96]. Queste complicanze sono dose-dipendenti e reversibili con l'interruzione del trattamento. La loro evenienza è stata descritta anche con le EBPM, sebbene molto raramente [95].

Trattamento a lungo termine

Al di fuori della gravidanza, a seguito della terapia eparinica iniziale viene somministrata una terapia anticoagulante orale, come profilassi secondaria volta alla prevenzione delle recidive tromboemboliche. Sfortunatamente, a differenza delle ENF e delle EBPM, che non attraversano la barriera placentare e di conseguenza sono sicure per il feto [111, 113, 114], gli anticoagulanti orali passano la placenta e possono causare seri effetti collaterali, quali malformazioni o sanguinamenti fetali [95, 115]. L'embriopatia indotta da dicumarolici consiste nella "condrodisplasia puntata", vale a dire in una anomala formazione delle cartilagini e delle ossa, con ipoplasia delle epifisi e nasale. Altre anomalie descritte in associazione a dicumarolici includono la microcefalia, l'atrofia ottica, anomalie del sistema nervoso centrale, difetti cardiaci e agenesia splenica. L'effetto teratogeno avviene in particolare se l'anticoagulante viene somministrato tra la sesta e la dodicesima settimana di gestazione [115-117]. Tuttavia, anomalie del sistema nervoso centrale si possono verificare somministrando il farmaco in qualsiasi periodo gestazionale [96]. L'effetto anticoagulante nel feto può causare sanguinamento durante il travaglio ed il parto [96]. A causa di questi importanti effetti collaterali, la terapia anticoagulante orale viene utilizzata in gravidanza solo in alcuni casi specifici. L'alternativa consiste nell'uso delle EBPM somministrate a dosi aggiustate secondo il peso corporeo durante tutto il periodo gestazionale (vedi sopra). La dose terapeutica può essere modificata secondo i cambiamenti del peso corporeo nel secondo o nel terzo trimestre [118]. Una possibilità è quella di misurare i livelli di attività anti-fattore X attivato periodicamente, ad esempio ogni 1-3 mesi, e aggiustare conseguentemente la posologia in modo da mantenere un range terapeutico adeguato [93]. Sebbene quest'ultimo approccio sia preferibile, il precedente è quello più largamente utilizzato. La sicurezza per la madre e per il feto delle EBPM somministrate in gravidanza è stata dimostrata in un'ampia meta-analisi che ha incluso più di 400 donne trattate a dosi fisse o a aggiustate, di cui la metà utilizzava nadroparina [114]. Non vi era associazione tra l'uso di EBPM e complicanze ostetriche o neonatali, né complicanze emorragiche o osteoporosi. In ogni caso, qualora insorgessero complicanze emorragiche maggiori, gli anticoagulanti devono essere sospesi e l'opportunità di posizionare un filtro in vena cava inferiore va presa in considerazione per proteggere la donna dal rischio di embolia polmonare [119]. Se durante il trattamento con EBPM si verificano altri effetti collaterali diversi dal sanguinamento, il trattamento può essere sostituito con gli anticoagulanti orali ma solo nel terzo trimestre di gestazione, con un range terapeutico raccomandato tra 2.0 e 3.0 di INR (International Normalized Ratio). Al fine di evitare complicanze emorragiche gli anticoagulanti devono essere sospesi prima del parto. In caso di induzione elettiva di travaglio o di taglio cesareo le ENF o le EBPM devono essere sospese 24 ore prima, allo scopo di ottenere una coagulazione normale al momento del parto. Gli anticoagulanti orali devono essere sospesi alla trentaseiesima settimana di gestazione perché oltre questa data il rischio emorragico della madre e del feto diventa particolarmente elevato [120, 121]. Durante il parto va considerato l'uso di calze elastiche a compressione graduata o di apparecchi a compressione pneumatica da posizionare agli arti inferiori [122]. Se il travaglio inizia spontaneamente e la donna si trova ancora sotto l'effetto anticoagulante del farmaco, va considerato l'uso del solfato di protamina o della vitamina K, quali antidoti rispettivamente dell'eparina e dell'anticoagulante orale [93]. Inoltre, al momento del parto va evitata l'anestesia epidurale. Dopo il parto il trattamento anticoagulante deve proseguire per 4-6 settimane per via dell'alto rischio di TEV caratteristico del periodo del puerperio [17] o, in ogni caso, per un totale di circa tre mesi dall'evento di TEV avvenuto in gravidanza. La somministrazione degli anticoagulanti orali può iniziare già entro le prime 12 ore dal parto, embricando con l'eparina fino al raggiungimento di un INR ≥ 2.0. In donne sottoposte a taglio cesareo è descritto un aumento pari al 2% del rischio di ematoma della ferita [122].

Conclusioni

Il TEV in gravidanza può comportare serie conseguenze per la madre e per il feto. Le anomalie coagulatorie che inducono uno stato di ipercoagulabilità si associano ad un aumentato rischio di TEV in gravidanza e, in minor misura, anche a complicanze ostetriche di vario tipo aventi come comune denominatore una inadeguata circolazione placentare. È da tenere presente che i dati sino ad oggi disponibili in letteratura a favore delle associazioni sopra riportate derivano da studi caso-controllo o di coorte con delle limitazioni non trascurabili. In assenza di studi prospettici, la storia naturale di TEV o di complicanze ostetriche in gravidanza in donne con trombofilia è in gran parte sconosciuta. Sulla base degli scarsi dati disponibili sulla profilassi antitrombotica, sia l'approccio osservazionale che il trattamento con EBPM possono essere raccomandati in gravidanza, prendendo in considerazione il tipo di trombofilia, la storia personale di TEV e la presenza di altri fattori di rischio. L'American College of Chest Physicians raccomanda la profilassi con EBPM o con anticoagulanti orali durante il puerperio in donne che hanno un aumentato rischio di TEV (ad esempio quelle con una storia personale di TEV o con trombofilia). Le raccomandazioni sulla necessità di profilassi durante la gravidanza sono meno perentorie, ma sottolineano il beneficio di una profilassi farmacologia estesa a tutto il periodo gestazionale in donne con deficit di antitrombina. Solo quando il ruolo delle anomalie trombofiliche sarà completamente chiarito, idealmente in studi prospettici di ampie dimensioni, potranno essere disponibili linee guida di intervento ottimale. Vista la difficoltà ad ottenere questo tipo di studi, anche unendo gli obiettivi di TEV e complicanze ostetriche, le scelte di profilassi in donne gravide ad aumentato rischio di TEV devono considerare i rischi e i benefici potenziali di ogni decisione, valutando sia la sicurezza per il feto che gli effetti collaterali dell'EBPM somministrate per un lungo periodo. Infine, le nuove molecole anticoagulanti, quali il pentasaccaride e lo ximelagatran, che sono a tutt'oggi in studio nel trattamento del TEV e paiono essere altamente efficaci e sicuri, non sono mai state somministrate in donne in gravidanza.

Bibliografia

1. Virchow R (1956) Phlogose und Thrombose in Geraßsystem. In: Virchow R (ed) Gesammelte Abhandlungen zur Wissenchaftichen Medicin. Von Meidinger Sohn, Frankfurt, pp 458-636
2. Goldhaber SZ, Grodstein F, Stampfer MJ et al (1997) A prospecitve study of risk factors for pulmonary embolism in women. JAMA 277:642-645
3. Barbour LA (1997) Current concepts of anticoagulant therapy in pregnancy. Obstet Gynecol Clin North Am 24:499-521
4. Bonnar J (1999) Can more be done in obstetric and gynecologic practice to reduce morbidity and mortality associated with venous thromboembolism? Am J Obstet Gynecol 180:784-791
5. Greer IA (1999) Thrombosis in pregnancy: maternal and fetal issues. Lancet 353:1258-1265
6. McColl M, Ramsay JE, Tait RC et al (1997) Risk factors for pregnancy associated venous thromboembolism. Thromb Haemost 78:1183-1188
7. Ballem P (1999) Acquired thrombophilia in pregnancy. Semin Thromb Hemost 24:41S-47S
8. Bergqvist D, Hedner U (1983) Pregnancy and venous thrombo-embolism. Acta Obstet Gynecol Scand;62:449-453
9. Ginsberg JS, Brill-Edwards P, Burrows RF et al (1992) Venous thrombosis during pregnancy: leg and trimester of presentation. Thromb Haemost 67:519-520
10. Bergqvist A, Bergqvist D, Hallböök T (1983) Deep vein thrombosis during pregnancy: a prospective study. Acta Obstet Gynecol Scand 62:443-448
11. Hull RD, Raskob GE, Carter CJ (1990) Serial impedance plethysmography in pregnant patients with clinically suspected deep-vein thrombosis: clinical validity of negative findings. Ann Intern Med 112:663-667
12. Burns MM (2000) Emerging concepts in the diagnosis and management of venous thromboembolism during pregnancy. J Thromb Thrombolysis 10:59-68
13. Hibbard BM, Anderson MM, Drife JO, et al (1996) Report on confidential enquiries into maternal deaths in the United Kingdom 1991-93. Her Majesty's Stationery Office, London
14. Report of the RCOG Working Party on prophylaxis against thromboembolism in gynaecology and obstetrics (1995) Royal College of Obstetricians and Gynaecologists. The College, London

15. Martinelli I, De Stefano V, Taioli E (2002) Inherited thrombophilia and first venous thromboembolism during pregnancy and puerperium. Thromb Haemost 87:791-795
16. Macklon NS, Greer IA (1996) Venous Thromboembolic disease in obstetrics and gynaecology: the Scottish experience. Scot Med J 41:83-86
17. Ray JG, Chan WS (1999) Deep vein thrombosis during pregnancy and the puerperium: a metanalysis of the period of risk and the leg of presentation. Obstet Gynecol Surv 54:265-271
18. Drill VA, Calhoun DW (1968) Oral contraceptives and thromboembolic disease. JAMA 206:77-84
19. Kierkegaard A (1983) Incidence and diagnosis of deep vein thrombosis associated with pregnancy. Acta Obstet Gynecol Scand 62:239-43
20. Letzky E, de Swiet M (1987) Thromboembolism in pregnancy and its management. Br J Haematol 57:543-552
21. Aaro LA, Juergens JL (1971) Thrombophlebitis associated with pregnancy. Am J Obstet Gynecol 8:1128-1133
22. Lindqvist P, Dahlbäck B, Marsal K (1999) Thrombotic risk during pregnancy: a population study. Obstet Gynecol 94:595-599
23. Brill-Edwards P, Ginsberg JS, Gent M et al (2000) Safety of withholding heparin in pregnant women with a history of venous thromboembolism. N Engl J Med 343:1439-1444
24. Greer IA (1994) Haemostasis and thrombosis in pregnancy. In: Bloom AL, Forbes CD, Thomas DP, Tuddenham EGD (eds) Haemostasis and thrombosis. Churchill Livingstone, Edinburgh, pp 987-1016
25. Faught W, Garner P, Jones G, Ivey B (1995) Changes in protein C and protein S levels in normal pregnancy. Am J Obstet Gynecol 172:147-150
26. Clark P, Brennand J, Conkie JA et al (1998) Activated protein C sensitivity, protein C, Protein S and coagulation in normal pregnancy. Thromb Haemost 79:1166-1170
27. Bellart J, Gilabert R, Miralles RM et al (1998) Endothelial cell markers and fibrinopeptide A to D-dimer ratio as a measure of coagulation and fibrinolysis balance in normal pregacy. Gynecol Obstet Invest 46:17-21
28. Labarrere CA, Faulk WP (1992) Fetal stem vessel endothelial changes in placentae from normal and abnormal pregnancies. Am J Reprod Immunol 27:97-100
29. Lockwood CJ, Bach R, Guha A et al (1991) Amnoitic fluid contains tissue factor, a potent initiator of coagulation. Am J Obstet Gynecol 165:1335-1341
30. Wright JG, Cooper P, Asted D et al (1988) Fibrinolysis during normal human pregnancy: complex interrelationships between plasma levels of t-PA and inhibitors and the euglobin clot lysis time. Br J Haematol 69:253-255
31. Bellart J, Gilabert R, Foncuberta J et al (1997) Fibrinolysis changes in normal pregnancy. J Perinat Med 25:368-372
32. Choi JW, Pai SH (2002) Tissue plasminogen activator levels change with pla-

sma fibrinogen concentrations during pregnancy. Ann Haematol 81:611-615
33. Francalanci I, Comeglio P, Liotta AA (1995) D-dimer concentrations during normal pregnancy as measured by ELISA. Thromb Res 78:399-403
34. Esmon CT (2001) Role of coagulation inhibitors in inflammation. Thromb Haemost 86:51-56
35. Gerhardt A, Scarf RE, Beckmann MW et al (2000) Prothrombin and factor V mutations in women with a history of thrombosis during pregnancy and the puerperium. N Engl J Med 342:374-80
36. Friederich P, Sanson B, Simioni P et al (1996) Frequency of pregnancy-related venous thromboembolism in anticoagulant factor-deficient women: implications for prophylaxis. Ann Int Med 125:955-960
37. Pabinger I, Schneider B (1996) Thrombotic risk in hereditary antithrombin III, protein C, or protein S deficiency. A cooperative, retrospective study. Gesellschaft fur Thrombose- und Hamosteseforshung (GTH) Study Group on Natural Inhibitors. Arterioscler Thromb Vasc Biol 16:742-748
38. Hough R, Makris M, Preston F (1996) Pregnancy in women with thrombophilia: incidence of thrombosis and pregnancy outcome. Br J Haematol 93 (Suppl 2): 136 (Abstract)
39. Simioni P, Sanson BJ, Prandoni P et al (1999) Incidence of venous thromboembolism in families with inherited thrombophilia. Thromb Haemost 81:198-202
40. Pabinger I, Nemes L, Rintelen C et al (2000) Pregnancy-associated risk for venous thromboembolism and pregnancy outcome in women homozygous for factor V Leiden. Hematol J 1:37-41
41. Martinelli I, Legnani C, Bucciarelli P et al (2001) Risk of pregnancy-related venous thrombosis in carriers of severe inherited thrombophilia. Thromb Haemost 86:800-803
42. Middeldorp S, Libourel EJ, Hamulyák K et al (2001) The risk of pregnancy-related venous thromboembolism in women who are homozygous for factor V Leiden. Br J Haematol 113:553-555
43. Khamasta MA (1998) Management of thrombosis and pregnancy loss in the antiphospholipid syndrome. Lupus (Suppl2):162-165
44. Alving BM (2001) Diagnosis and management of patients with the antiphospholipid syndrome. J Thromb Thrombolysis 12:89-93
45. Hellegren M, Tengborn L, Abildgaard U (1982) Pregnancy in women with congenital antithrombin III deficiency: experience of treatment with heparin and antithrombin. Gynecol Obstet Invest 14:127-141
46. Conard J, Horellou MH, Van Dreden P et al (1990) Thrombosis and pregnancy in congenital deficiencies in ATIII, protein C or protein S: study of 78 women. Thromb Haemost 63:319-320
47. De Boer K, Büller HR, ten Cate JW, Levi M (1992) Deep vein thrombosis in obstetric patients: diagnosis and risk factors. Thromb Haemost 67:4-7
48. Trauscht-van Horn JJ, Capeless EL, Easterling TR, Bovill EG (1992) Pregnancy

loss and thrombosis with protein C deficiency. Am J Obstet Gynecol 167:968-972
49. De Stefano V, Mastrangelo L, Tripodi A et al (1994) Thrombosis during pregnancy and surgery in patients with congenital deficiency of antithrombin, protein C, protein S. Thromb Haemost 71:799-800
50. Hirsch DR, Mikkola KM, Marks PW et al (1996) Pulmonary embolism and deep venous thrombosis during pregnancy or oral contraceptive use: prevalence of factor V Leiden. Am Heart J 131:1145-1148
51. Ginsberg JS, Wells PS, Brill-Edwards P et al (1995) Antiphospholipid antibodies and venous thromboembolism. Blood 86:3685-3691
52. Khamashta MA, Cudtrado MJ, Mujie F et al (1995) The management of thrombosis in the antiphospholipid syndrome. N Engl J Med 332:993-997
53. Stirrat GM (1990) Recurrent miscarriage. I. Definition and epidemiology. Lancet 336:673-675
54. Bokarewa MI, Bremme K, Blomback M (1996) Arg506-Gln mutation in factor V and risk of thrombosis during pregnancy. Br J Haematol 92:473-478
55. Hallak M, Senderowicz J, Cassel Shapira C et al (1997) Activated protein C resistance (factor V Leiden) associated with thrombosis in pregnancy. Am J Obstet Gynecol 176:889-893
56. Dizon-Towson DS, Nelson LM, Jang H et al (1997) The incidence of the factor V Leiden mutation in an obstetric population and its relationship to deep vein thrombosis. Am J Obstet Gynecol 176:883-886
57. Grandone E, Margaglione M, Colaizzo D et al (1998) Genetic susceptibility to pregnancy-related venous thromboembolism: roles of factor V Leiden, prothrombin G20210A, and methilenetetraidrofolate reductase C677T mutations. Am J Obstet Gynecol 179:1324-1328
58. Middeldorp S, Henkens C, Koopman M et al (1998) The incidence of venous thromboembolism in family members of patients with factor V Leiden mutation and venous thrombosis. Ann Intern Med 128:15-20
59. McColl MD, Ellison J, Reid F et al (2000) Prothrombin 20210 G_A, MTHFR C677T mutations in women with venous thromboembolism associated with pregnancy. Br J Obstet Gynaecol 107:565-569
60. Sanson BJ, Friederich PW, Simioni P et al (1996) The risk of abortion and stillbirth in antithrombin-, protein C-, and protein S-deficient women. Thromb Haemost 75:387-388
61. Preston FE, Rosendaal FR, Walker ID et al (1996) Increased fetal loss in women with heritable thrombophilia. Lancet 348:913-916
62. De Vries JIP, Dekker GA, Huijens PC et al (1997) Hyperhomocysteinaemia and protein S deficiency in complicated pregnancies. Br J Obstet Gynaecol 104:1248-1254
63. Gris JC, Quéré I, Monpeyroux F et al (1999) Case-control study of the frequency of thrombophilic disorders in couples with late foetal loss and no thrombotic antecedent. - The Nîmes Obstetricians and Haematologists study

(NOHA). Thromb Haemost 81:891-899
64. Dizon-Towson DS, Nelson NM, Easton K et al (1996) The factor V Leiden mutation may predispose women to severe pre-eclampsia. Am J Obstet Gynecol 175:902-905
65. Brenner B, Mandel H, Lanir N et al (1997) Activated protein C resistance can be associated with recurrent fetal loss. Br J Haematol 97:551-554
66. Grandone E, Margaglione M, Colaizzo D et al (1997) Factor V Leiden is associated with repeated and recurrent unexplained fetal losses. Thromb Haemost 77:822-824
67. Martinelli P, Grandone E, Colaizzo D et al (2001) Familial thrombophilia and the occurrence of fetal growth restriction. Haematologica 86:428-431
68. Grandone E, Margaglione M, Colaizzo D et al (1997) Factor V Leiden, C>T MTHFR polymorphism and genetic susceptibility to preeclampsia. Thromb Haemost 77:1052-1054
69. Wiener-Megnagi Z, Ben-Shlomo I, Goldberg Y, Shaker E (1998) Resistance to activated protein C and the Leiden mutation: high prevalence in patients with abruptio placentae. Am J Obstet Gynecol 179:1565-1567
70. Ridker PM, Miletich JP, Buring JE et al (1998) Factor V Leiden mutation as a risk factor for recurrent pregnancy loss. Ann Intern Med 128:1000-1003
71. Brenner B, Sarig G, Weiner Z et al (1999) Thrombophilic polymorphisms are common in women with fetal loss without apparent cause. Thromb Haemost 82:6-9
72. Souza SS, Ferriani RA, Pontes AG et al (1999) Factor V Leiden and factor II G20210A mutations in patients with recurrent abortion. Hum Reprod 14:2448-2450
73. Tal J, Schliamser LM, Leibovitz Z et al (1999) A possible role for activated protein C resistance in patients with first and second trimester pregnancy failure. Hum Reprod 14:1624-1627
74. Kupferminc MJ, Eldor A, Steinman N et al (1999) Increased frequency of genetic thrombophilia in women with complications of pregnancy. N Engl J Med 340:9-13
75. Younis JS, Brenner B, Ohel G et al (2000) Activated protein C resistance and factor Leiden mutation can be associated with first- as well as second-trimester recurrent pregnancy loss. Am J Reprod Immunol 43:31-35
76. Martinelli I, Taioli E, Cetin I et al (2000) Mutations in coagulation factors in women with unexplained late fetal loss. N Engl J Med 343:1015-1018
77. Grandone E, Margaglione M, Colaizzo D et al (2002) Lower birth-weight in neonates of mothers carrying factor V G1691A and factor II A (20210) mutations. Haematologica 87:177-181
78. Dizon-Towson DS, Kinney S, Branch DW, Ward K (1997) The factor V Leiden mutation is not a common cause of recurrent miscarriage. J Reprod Immunol 34:217-223
79. Tormene D, Simioni P, Prandoni P et al (1999) The risk of fetal loss in family

members of probands with factor V Leiden mutation. Thromb Haemost 82:1237-1239
80. Meinardi JR, Middeldorp S, de Kamm PJ et al (1999) Increased risk for fetal loss in carriers of the factor V Leiden mutation. Ann Intern Med 130:736-739
81. Livingston JC, Barton JR, Park V et al (2001) Maternal and fetal inherited thrombophilias are not related to the development of severe preeclampsia. Am J Obstet Gynecol 185:153-157
82. Balasch J, Reverter JC, Fabregues F et al (1997) First trimester repeated abortion is not associated with activated protein C resistance. Hum Reprod 12:1094-1097
83. Kutteh WH, Park VM, Deitcher SR (1998) Hypercoagulable state mutation analysis in white patients with early first-trimester recurrent pregnancy loss. Fertil Steril 71:1048-1053
84. Rai R, Shelbak A, Cohen H, Backos M et al (2001) Factor V Leiden and acquired activated protein C resistance among 1000 women with recurrent miscarriage. Hum Reprod 16:961-965
85. Infante-Rivard C, Rivard GE, Yotov WV et al (2002) Absence of association of thrombophilia polymorphisms with intrauterine growth restriction. N Engl J Med 347:19-25
86. Göpel W, Kim D, Gortner L (1999) Prothrombotic mutations as a risk factor for preterm birth. Lancet 353:1411-1412
87. Grandone E, Margaglione M, Colaizzo D et al (1999) Prothrombotic genetic risk factors and the occurrence of gestational hypertension with and without proteinuria. Thromb Haemost 81:349-352
88. Rai R, Regan L, Hadley E et al (1996) Second trimester pregnancy loss is associated with activated C resistance. Br J Haematol 92:489-490
89. Regan L, Rai R (2002) Thrombophilia and pregnancy loss. J Reprod Immunol. 55 :163-180
90. Vossen C, Conard J, Fontcuberta J et al (2002) Thromboprophylaxis reduces the risk of fetal loss in women with hereditary thrombophilia. Blood 100:273a
91. Lockwood CJ, Romero R, Feinberg RF et al (1989) The prevalence and biologic significance of lupus anticoagulant and anticardiolipin antibodies in a general obstetric population. Am J Obstet Gynecol 161:369-373
92. Perez MC, Wilson WA, Broen HL, Scopelitis E (1991) Anticardiolipin antibodies in unselected pregnant women. Relationship to fetal outcome. J Perinatol 11:33-36
93. Bates SM, Ginsberg JS (2002) How we manage venous thromboembolism during pregnancy. Blood 100:3470-3478
94. Bernardi E, Prandoni P, Lensing AW et al (1998) D-dimer testing as an adjunct to ultrasonography in patients with clinically suspected deep vein thrombosis: prospective cohort study. The Multicentre Italian D-dimer Ultrasound Study Investigators Group. Br Med J 317:1037-1040
95. Hirsch J, Lee AY (2002) How we diagnose and treat deep vein thrombosis.

Blood 99:3102-3110
96. Ginsberg JS, Greer I, Hirsh J (2001) Use of antithrombotic agents during pregnancy. Chest 119:122S-131S
97. Kearon C, Ginsberg JS, Hirsh J (1998) The role of venous ultrasonography in the diagnosis of suspected deep venous thrombosis and pulmonary embolism. Ann Intern Med. 129:1044-1049
98. Martinelli I (2003) Pros and cons of thrombophilia testing: pros. Journal of Thromb Haemost 1:410-411
99. Levine JS, Branch DW, Rauch J (2002) The antiphospholipid syndrome. N Engl J Med 346:752-763
100. Kutteh WH (1996) Antiphospholipid antibody associated recurrent pregnancy loss: treatment with heparin and low dose aspirin is superior to low-dose aspirin alone. Am J Obstet Gynecol 174:1584-1589
101. Rai R, Cohen H, Dave M, Regan L (1997) Randomized controlled trial of aspirin and aspirin plus heparin in pregnant women with recurrent miscarriage associated with phospholipid antibodies (or antiphospholipid antibodies). Br Med J 314:253-257
102. Kutteh WH, Ermel LD (1996) A clinical trial for the treatment of antiphospholipid antibody-associated recurrent pregnancy loss with lower dose heparin and aspirin. Am J Reprod Immunol 35:402-407
103. Farguharson RG, Quenby S, Greaves M (2001) Antiphospholipid syndrome in pregnancy: a controlled treatment trial. J Obstet Gynecol 21:522
104. Shehata HA, Nelson-Piercy C, Khamashta MA (2001) Management of pregnancy in the antiphospholipid syndrome. Rheumat Dis Clin North Am 27:643-659
105. Martinelli I, Taioli E, Cetin I, Mannucci PM (2002) Recurrent late fetal death in women with and without thrombophilia. Thromb Haemost 87:358-359
106. Brenner B, Hoffman R, Blumenfeld Z et al (2000) Gestational outcome in thrombophilic women with recurrent pregnancy loss treated by enoxaparin. Thromb Haemost 83:693-697
107. Gould MK, Dembitzer AD, Doyle RL et al (1999) Low-molecular weight heparins compared with unfractionated heparin for treatment of acute deep vein thrombosis. A meta-analysis of randomized, controlled trials. Ann Intern Med 130:800-809
108. Van den Belt AG, Prins MH, Lensing AW et al (2000) Fixed dose subcutaneous low molecular weight heparins versus adjusted dose unfractionated heparin for venous thromboembolism. Cochrane Database Syst Rev CD001100
109. Hirsch J, Warkentin TE, Shaughnessy SG et al (2001) Heparin and low-molecular-weight heparin: mechanisms of action, pharmacokinetics, dosing, monitoring, efficacy, and safety. Chest 119:64S-94S
110. Anderson DR, Ginsberg JS, Burrows R, Brill-Edwards P (1991) Subcutaneous heparin therapy during pregnancy: a need for concern at the time of delivery. Thromb Haemost 65:248-250

111. Ginsberg JS, Kowalchuck G, Hirsh J et al (1989) Heparin therapy during pregnancy: risks to the fetus and mother. Arch Intern Med 149:2233-2236
112. Warkentin TE, Levine MN, Hirsh J et al (1995) Heparin-induced thrombocytopenia in patients treated with low molecular weight heparin or unfractioned heparin. N Engl J Med 332:1330-1335
113. Ginsberg JS, Hirsh J, Tuner C et al (1989) Risk to the fetus of anticoagulant therapy during pregnancy. Thromb Haemost 61:197-203
114. Sanson BJ, Lensing AW, Prins MH et al (1998) Safety of low molecular weight heparin in pregnancy: a systematic review. Thromb Haemost 81:668-672
115. Hall JG, Pauli RM, Wilson KM (1980) Maternal and fetal sequelae of anticoagulants during pregnancy. Am J Med 68:122-140
116. Elkayam U, Khan SS (1998) Pregnancy in the patient with artificial heart valve. In: Elkayam U, Gleicher N (eds) Cardiac Problems in pregnancy, 3rd ed. Wiley-Liss, New York, pp 61-78
117. Iturbe-Alessio I, del Carmen Fonseca M, Mutchinik O et al (1986) Risks of anticoagulant therapy in pregnant women with artificial heart valves. N Engl J Med 315:1390-1393
118. Crowther MA, Spitzer K, Julian J et al (2000) Pharmacokinetic profile of a low molecular weight heparin (reviparin) in pregnant patients. A prospective cohort study. Thromb Res 98:133-138
119. Ginsberg JS (1996) Drug Therapy: management of venous thromboembolism. N Engl J Med 335:1816-1828
120. Bates SM, Ginsberg JS (1997) Anticoagulants in pregnancy: fetal defects. In: Greer IA (ed) Ballière's Clinical Obstetrics and Gynecology: Thromboembolic Disease in Obstetric and Gynecology. Ballière Tindall, London, pp 479-488
121. Letschy E (1997) Peripartum prophylaxis of thromboembolism. In: Greer IA (ed) Ballière's Clinical Obstetrics and Gynecology: Thromboembolic Disease in Obstetric and Gynecology. Ballière Tindall, London, pp 523-543
122. Greer IA, Thomson AJ (2001) Management of venous thromboembolism in pregnancy. Best Pract Res Clin Obstet Gynaecol 15:583-603

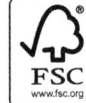

MIX
Papier aus verantwortungsvollen Quellen
Paper from responsible sources
FSC® C105338

If you have any concerns about our products,
you can contact us on
ProductSafety@springernature.com

In case Publisher is established outside the EU,
the EU authorized representative is:
**Springer Nature Customer Service Center GmbH
Europaplatz 3, 69115 Heidelberg, Germany**

Printed by Libri Plureos GmbH
in Hamburg, Germany